牙齿宝宝
爱洗澡

Abc DENTAL GROUP | ALWAYS BEST CHOICE 牙医集团 谢尚廷 吴妮蓉 著

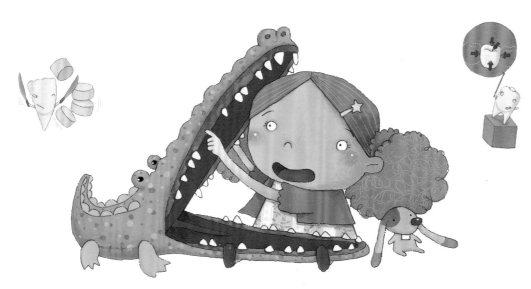

化学工业出版社
·北京·

Abc DENTAL GROUP | 牙医集团 简 介
ALWAYS BEST CHOICE

Abc牙医集团是一家源自中国台湾的国际口腔医疗连锁机构，目前在台湾省已有13家大型门诊，在中国大陆地区、日本、澳大利亚都设有口腔医院或门诊部。

儿童口腔科是Abc牙医集团的一大特色。充满童趣的环境氛围和擅长与小朋友沟通的专业医师与护理人员，让Abc牙医集团的儿童口腔科，一直深受家长和小朋友的信赖。

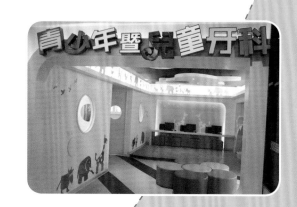

小时候的看牙经验，会深刻地影响到成年后"口腔保健"的观念与习惯。在欧美发达国家，儿童口腔保健是一件非常重要的事。作为口腔医疗机构，Abc牙医集团不仅仅专注于提供口腔疾病的治疗，更希望帮助小朋友养成良好的口腔卫生习惯，这一本《牙齿宝宝爱洗澡》，就是让小朋友在轻松自然的阅读过程中，学习正确的口腔卫生知识。

Abc牙医集团由衷地祝愿，每一位中国的小朋友都能够拥有健康的牙齿！

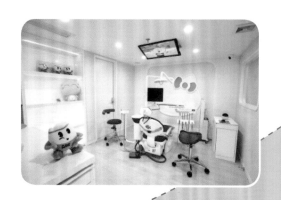

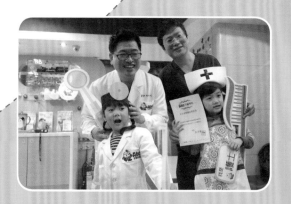

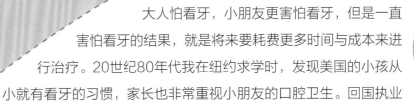

大人怕看牙，小朋友更害怕看牙，但是一直害怕看牙的结果，就是将来要耗费更多时间与成本来进行治疗。20世纪80年代我在纽约求学时，发现美国的小孩从小就有看牙的习惯，家长也非常重视小朋友的口腔卫生。回国执业后，我一直思考一个问题：如何能让小朋友不害怕看牙？为此，Abc牙医集团投入大量的资源与人力，打造出一个让小朋友不害怕的环境与团队，也领先亚太地区发展"舒眠牙科"的治疗模式，让即使是最不想接受治疗的小朋友，都有办法在安全、舒适的情况下接受治疗。

《牙齿宝宝爱洗澡》这本书是我们精心策划的绘本。它以生动活泼的手绘插图、浅显易懂的解说，帮助孩子正确认识并养成良好的口腔卫生习惯，为将来的牙齿健康打下基础!

Abc牙医集团总院长

从事儿童口腔医疗已经有15年，每天都会与天真可爱的小朋友相处。想要让他们乖乖坐在诊疗椅上看牙不害怕，最主要的还是要获得小朋友的信赖与认同。平时就诊前，我们会让小朋友通过自我刷牙练习，知道牙齿的情况，并让家长同步了解；再通过解说、展示、操作及奖励等儿童行为管理方式，一起帮忙孩童克服看牙恐惧，维持口腔健康。

这本为儿童编著的《牙齿宝宝爱洗澡》融入我们对小朋友进行的口腔卫教观念，运用轻松的对谈与缤纷的绘图，让家长平日在家即可教幼儿了解自己的牙齿并保持口腔卫生。希望借由此书能普及推广口腔保健的观念，让孩子获益一生。

Abc牙医集团儿童口腔医师专家

目录

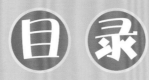

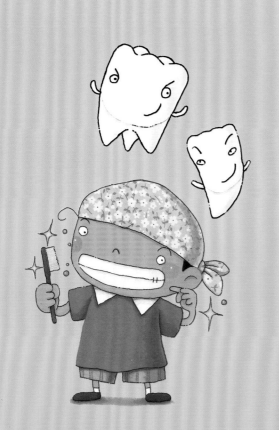

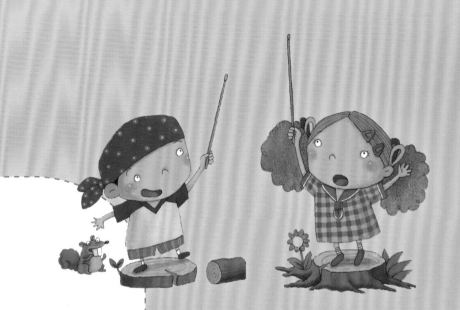

专家推荐语

长期以来国人对口腔疾病的预防不够重视，国内第三次全国口腔健康流行病学调查显示，我国5岁儿童乳牙患龋率达66%，在国际上处于较高水平。

人们的口腔保健观念比较淡漠，除非牙齿疼痛到无法忍受，才会去看牙医。这常常使原本简单的牙病变得复杂，患者遭受极大痛苦，牙病的治疗成本也相对较高。

随着老百姓生活水平和健康意识的不断提高，人们对口腔健康的需求越来越旺盛。但是减少口腔疾病的发生，必须从根本上改变国人的口腔健康观念，从小培养良好的口腔卫生习惯，让口腔疾病得到及时治疗。因为良好的口腔卫生习惯的养成，可以预防很多口腔疾病的发生，也是成本最低、效益最高的保护牙齿的方法。

为了长期持续地开展儿童口腔健康教育，促使儿童从小养成良好的口腔卫生习惯，Abc牙医集团特别编撰此书，采用充满童趣的绘画及生动的对话，引导小朋友主动学习口腔卫生知识和方法，消除其看牙医的恐惧感。我愿将此书推荐给家长，引导孩子从小关注口腔健康，学习保护牙齿的知识和方法，为孩子的一生带来健康。

中华口腔医学会名誉会长，北京大学口腔医学院教授

王兴

《牙齿宝宝爱洗澡》以简单易懂的词语加上生动可爱的插图，图文并茂地一步步引导小朋友了解口腔结构、牙齿的功能及如何正确地洁牙等，是一本完整又趣味的儿童口腔保健书籍，对父母而言也是一本很好的普及口腔保健知识教育书籍，让他们更多地了解口腔健康的重要性，以便平时配合医生教育和指导孩子日常口腔保健工作，进而让小朋友从小就拥有一口洁白又健康的牙齿，我想这是最终的目的。在此恭喜这本书的顺利出版。它将成为各牙科诊所、年轻牙科医师及孩子父母有益的参考读物，对促进儿童牙病综合防治将有所裨益，并造福广大的儿童牙病患者。

广西医科大学副校长
广西医科大学附属口腔医院·口腔医学院院长

周嬕

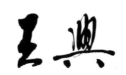

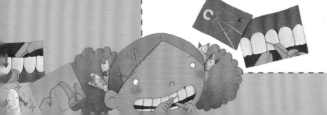

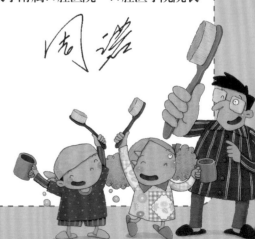

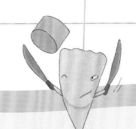
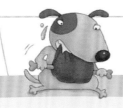
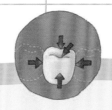
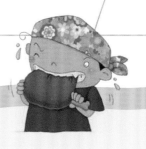

第一篇

Mouth and Her Neighbors

认识嘴巴和她的邻居

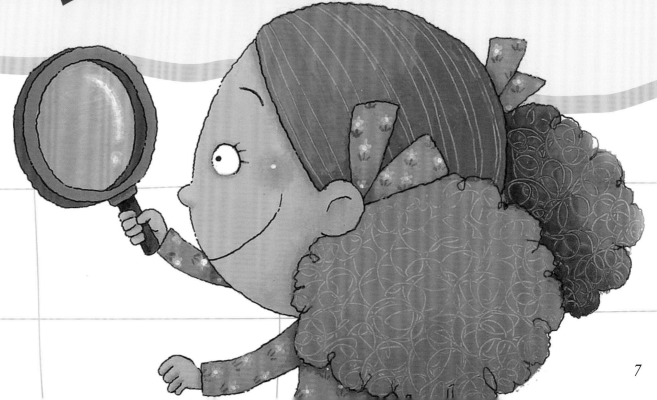

嘴唇，红红的，上下各一片，是妈妈擦口红的地方。

妈妈也会用嘴唇亲吻小朋友可爱的脸蛋。

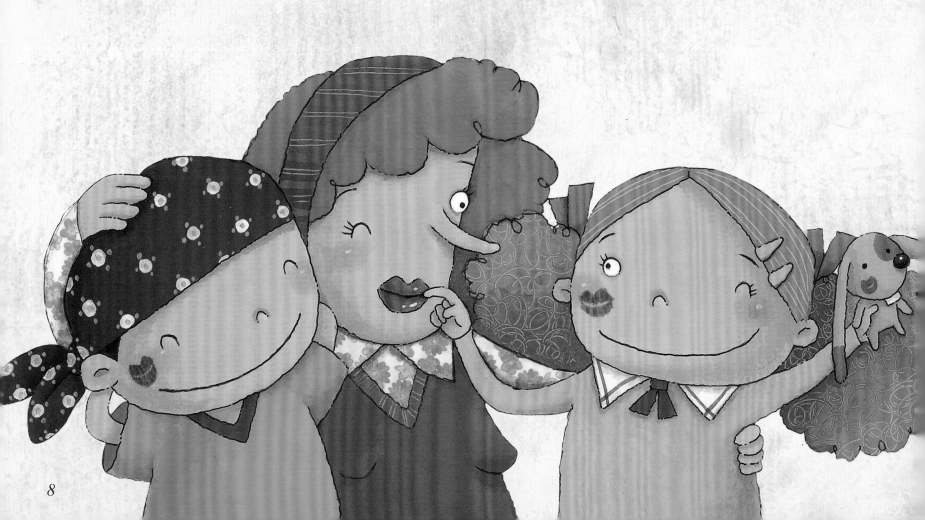

牙龈是包围在牙齿周围红红的肉。粉红色、不流血的牙龈才是健康的。

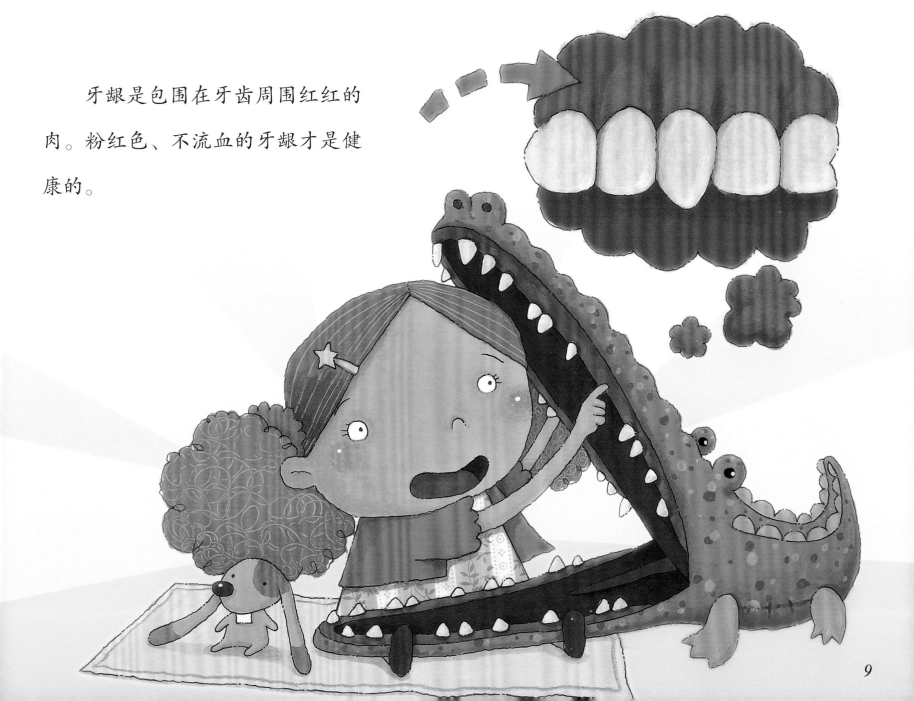

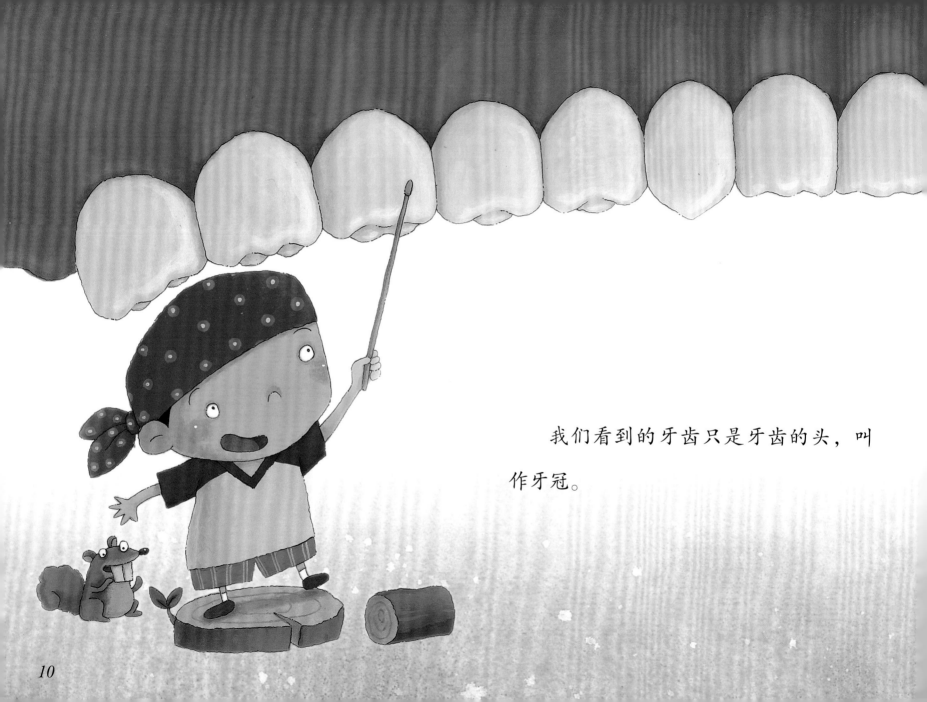

我们看到的牙齿只是牙齿的头，叫作牙冠。

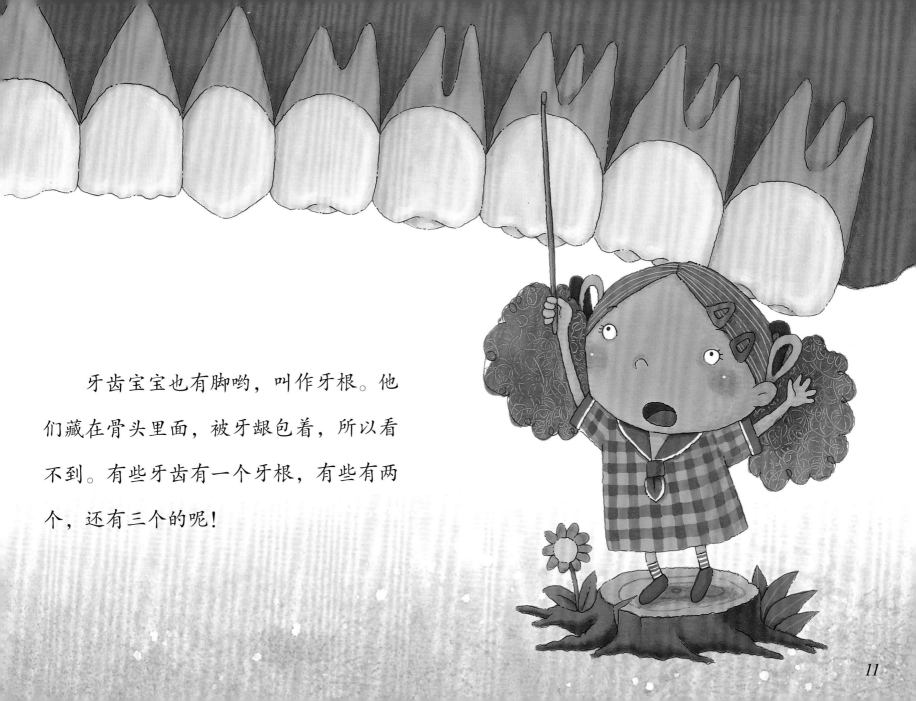

牙齿宝宝也有脚哟，叫作牙根。他们藏在骨头里面，被牙龈包着，所以看不到。有些牙齿有一个牙根，有些有两个，还有三个的呢！

舌头位于牙齿的后面，表面有绒毛状的味蕾，可以感觉食物的酸、甜、苦、咸。舌尖对甜甜的味道最敏感了。

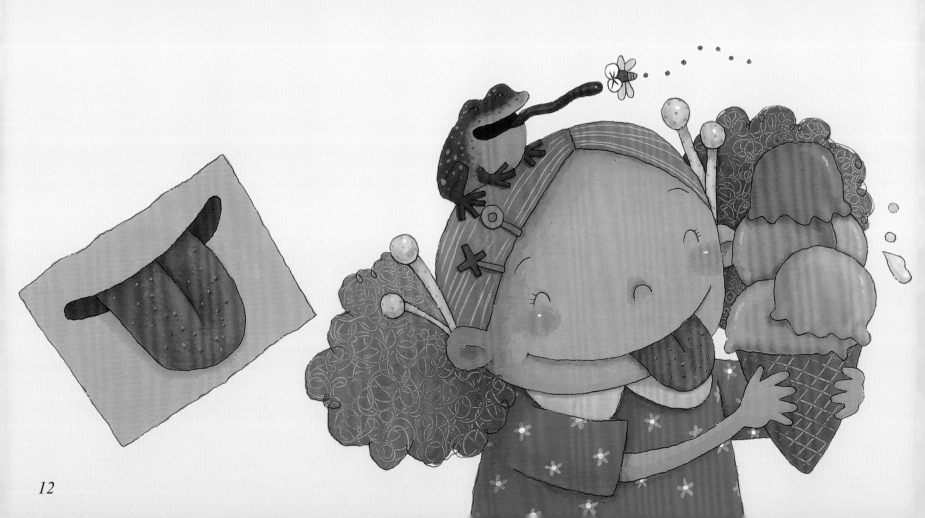

小宝宝通常从六个月开始长第一颗牙。每个人都有两套牙齿。一套是乳牙，共有二十颗；另一套是恒牙。

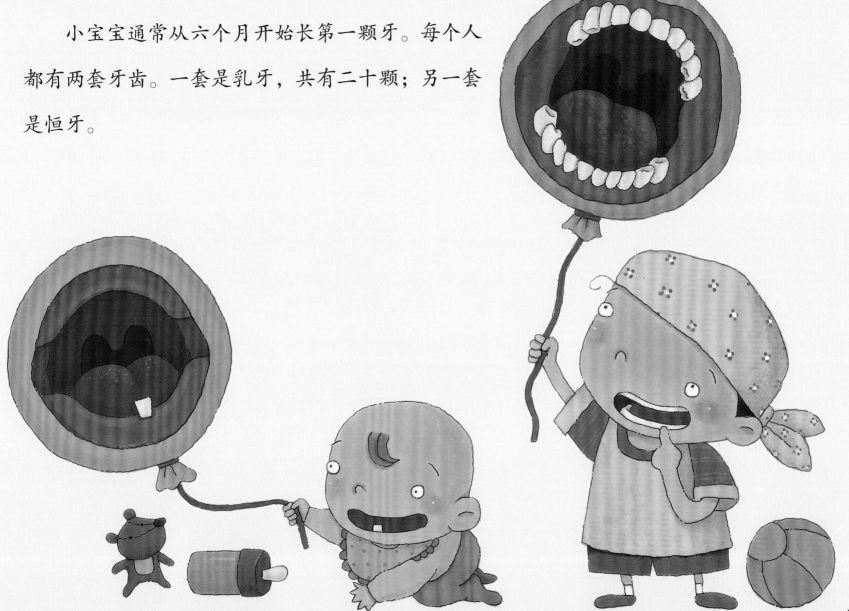

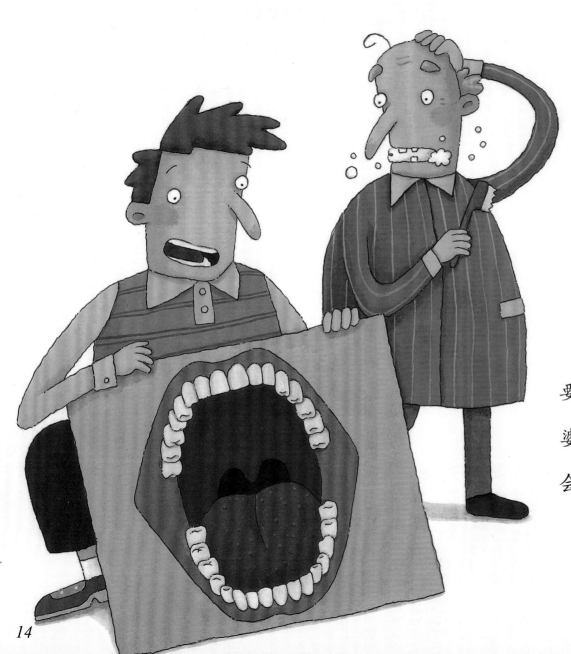

恒牙有二十八到三十二颗，要用到小朋友都变成老公公或老婆婆为止。如果不好好刷牙可是会提早掉光光的哟！

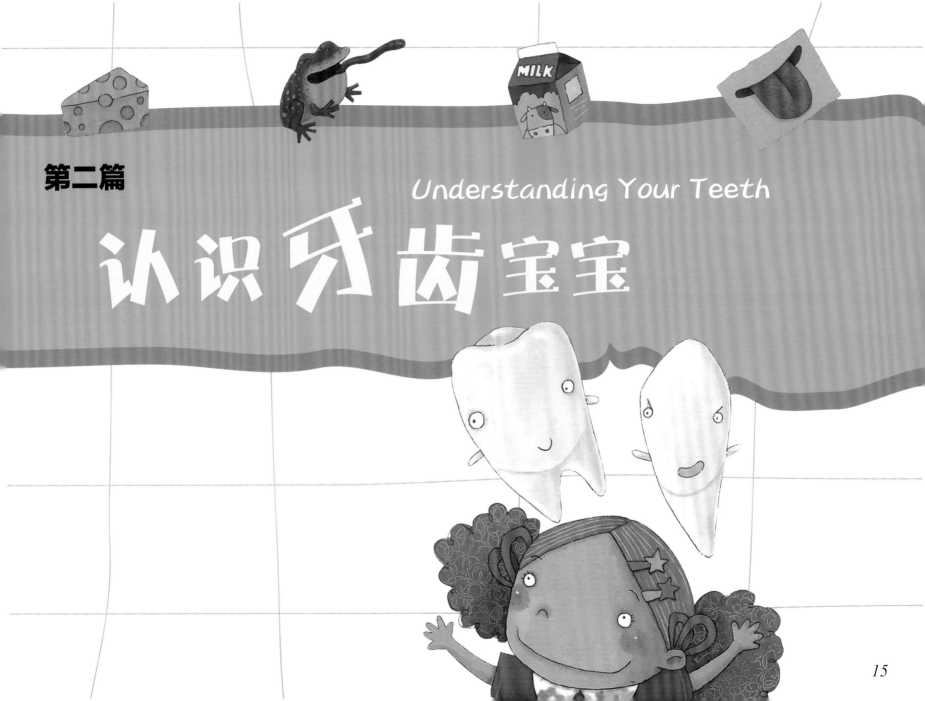

第二篇

认识牙齿宝宝

Understanding Your Teeth

小朋友都喜欢玩积木。积木有很多不同的形状，如正方体、长方体和三角体。

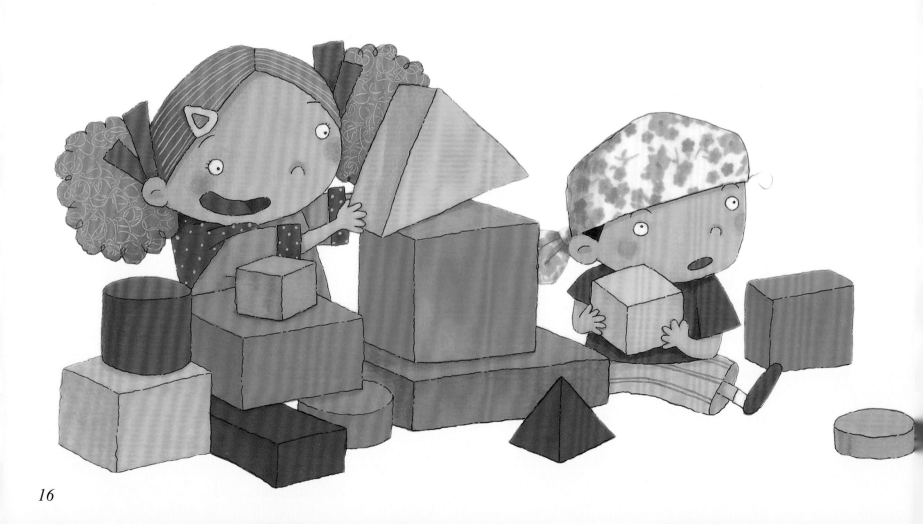

如同积木一样，每个牙齿宝宝的形状也不太一样，而且都有
自己的名字。他们负责的工作也不同。

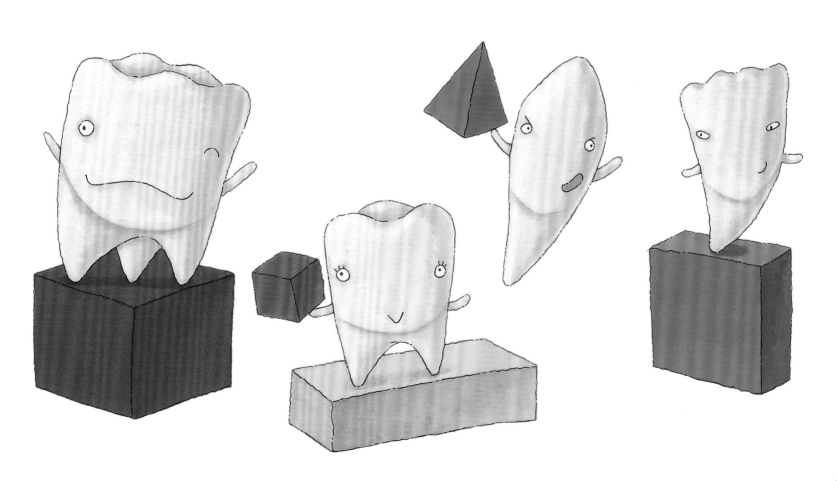

中门牙和侧门牙：长长薄薄的，像刀片

一样，主要用来切断食物。

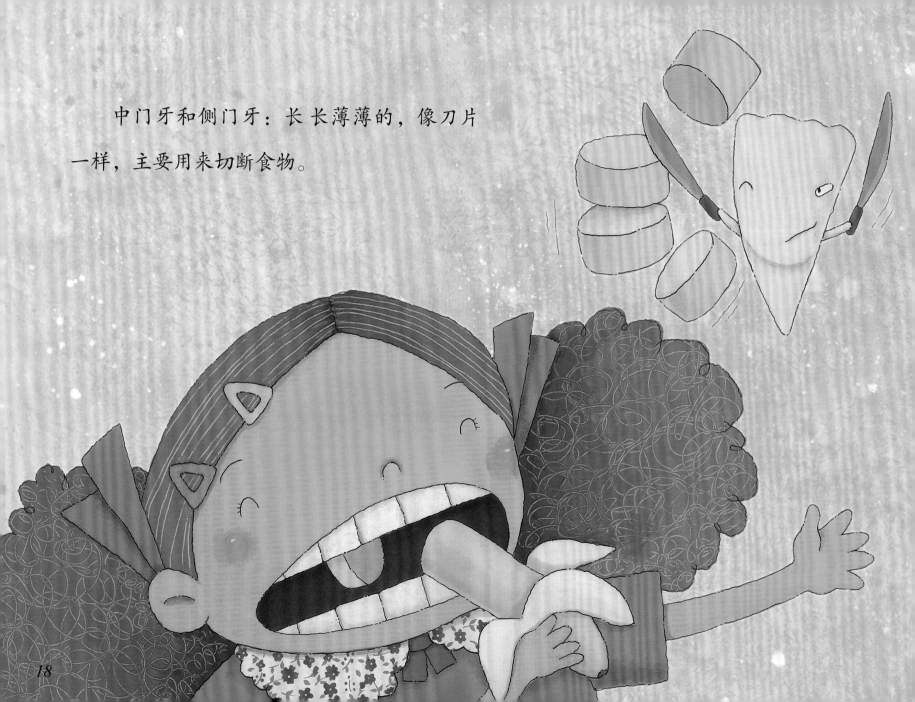

犬齿：头尖尖的，身体胖胖的，吃鸡腿找他就对了。

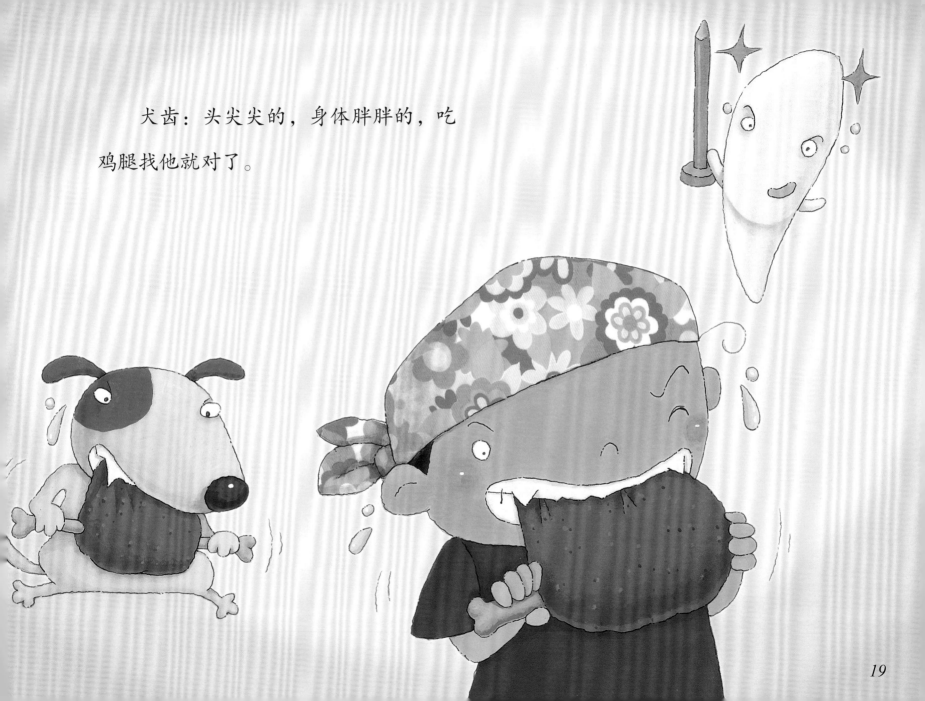

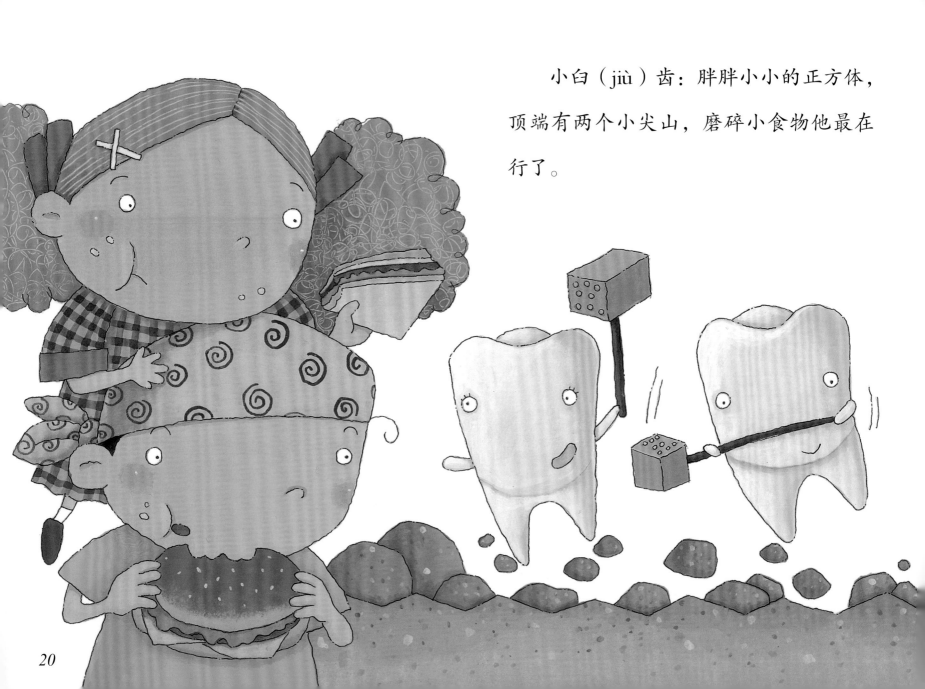

小臼（jiù）齿：胖胖小小的正方体，顶端有两个小尖山，磨碎小食物他最在行了。

大臼齿：胖胖大大的长方体，顶端有四到五个小尖山，他能把食物磨得更细、更碎，这样咽进肚子里才好消化。

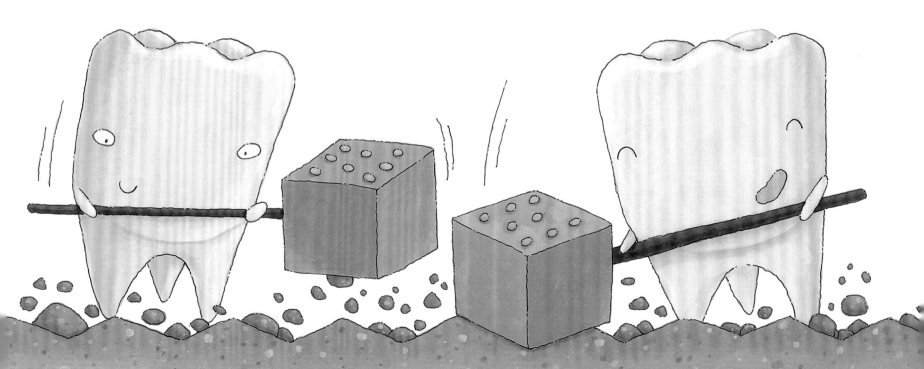

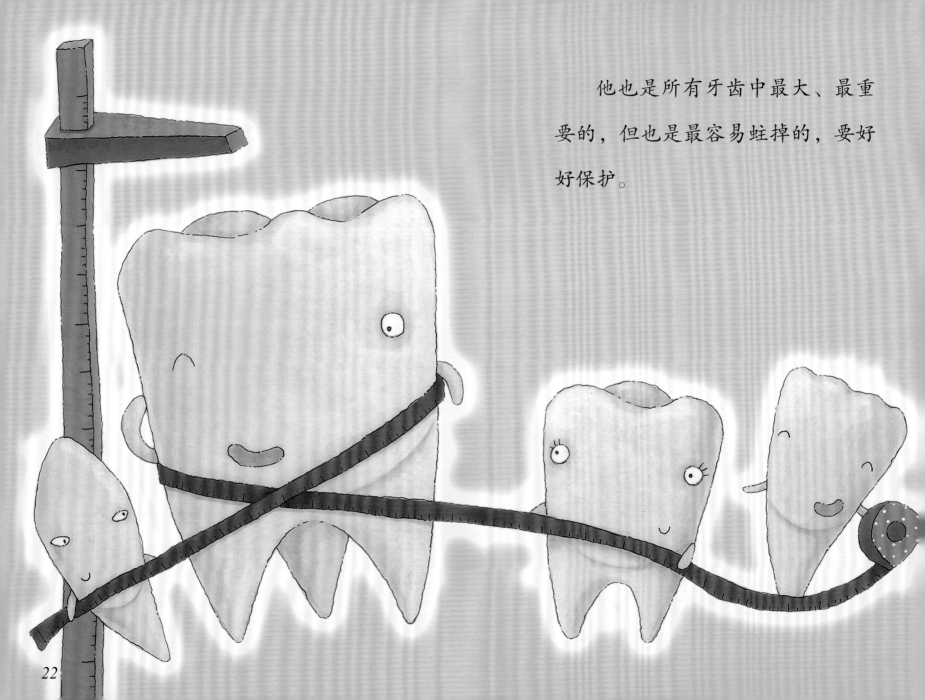

他也是所有牙齿中最大、最重要的，但也是最容易蛀掉的，要好好保护。

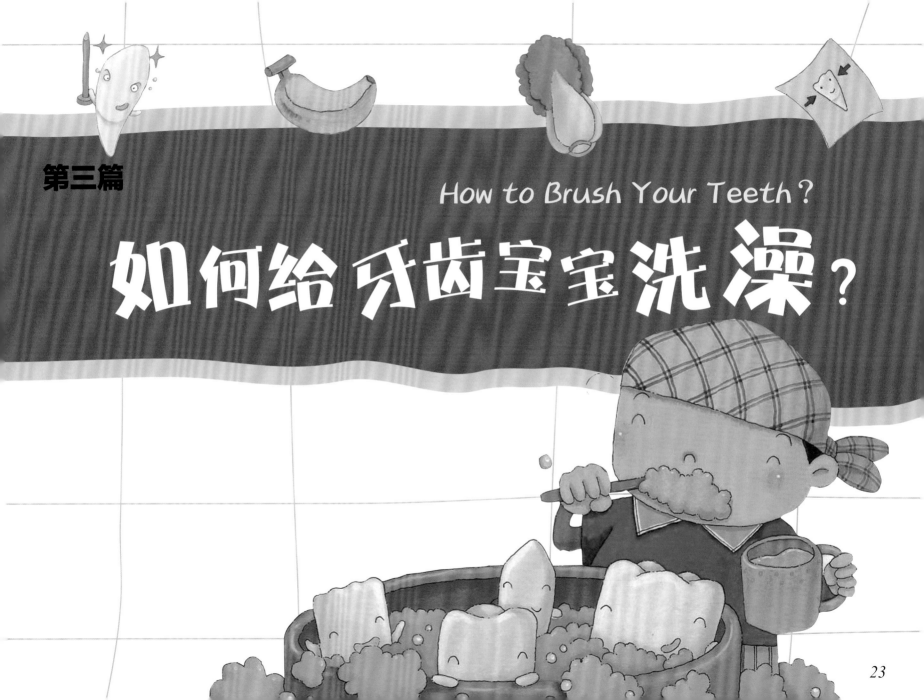

第三篇

How to Brush Your Teeth?

如何给牙齿宝宝洗澡？

正方体积木有六个面，每个看得到的牙齿宝宝有五个面——1是外侧、2是内侧、3是咬合面、4和5是牙齿的左右边，叫做邻接面。

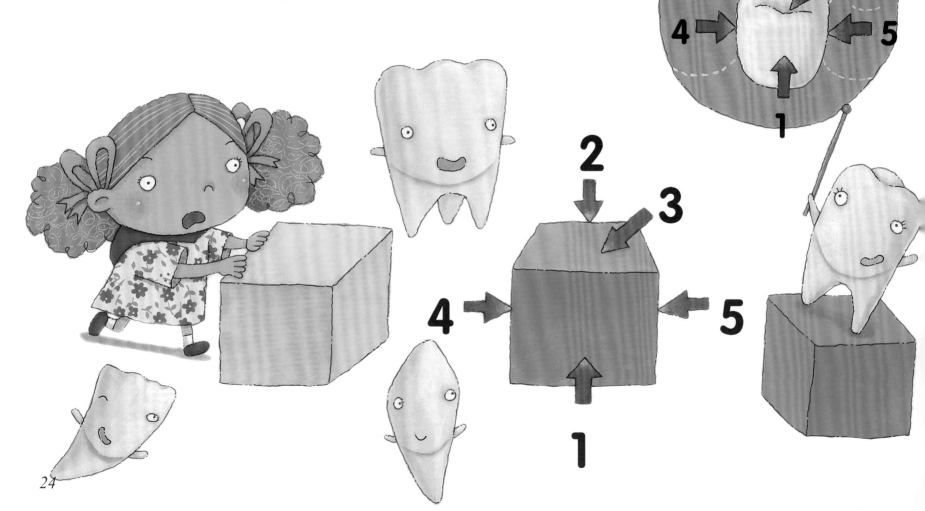

牙齿的每一面都要洗干净！牙齿宝宝专用的洗澡工具有牙刷、牙膏和牙线。

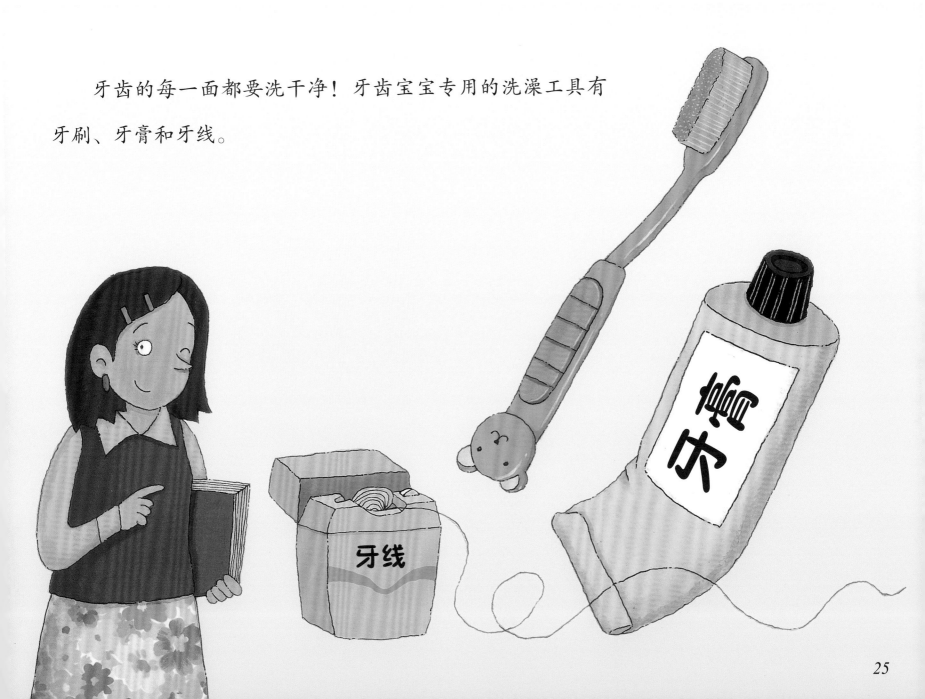

一定要买儿童专用的牙刷，看到牙刷毛分岔时就要换一支新的，这样才可以避免牙龈受到伤害。

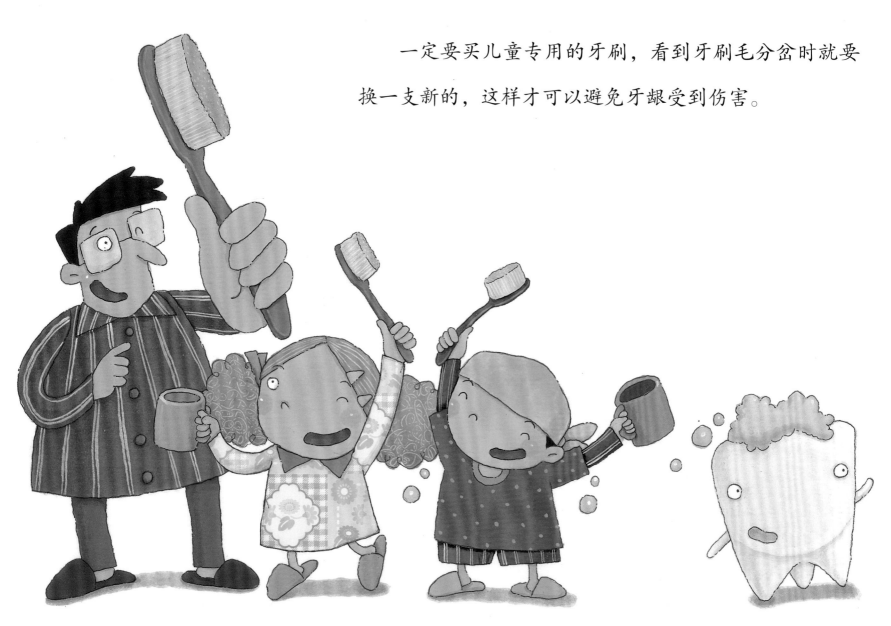

使用牙膏时，挤出一颗花生米大小的就好。味道虽然不错，但不可以吞下去哟！为了使牙齿更健康，可使用"含氟牙膏"。

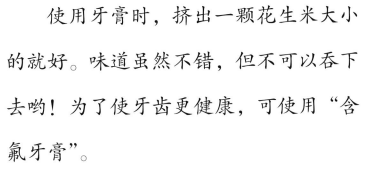
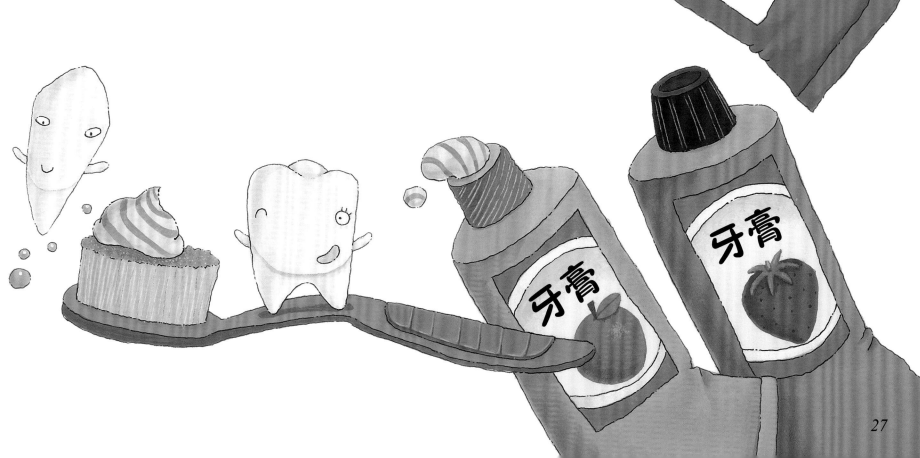

牙线通常被放在小盒子里，要用的时候再抽出来。九岁以上的小朋友就可以开始学着使用牙线帮牙齿宝宝洗澡了。

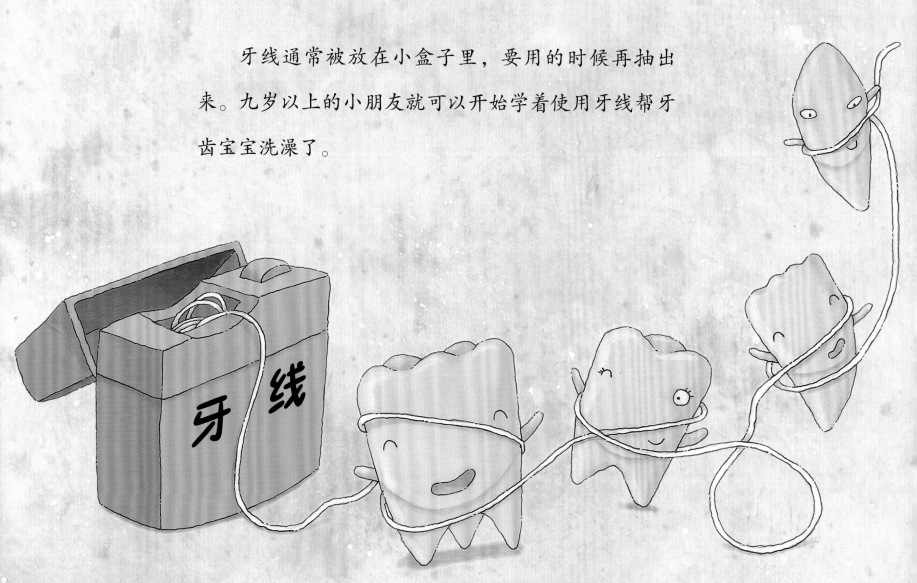

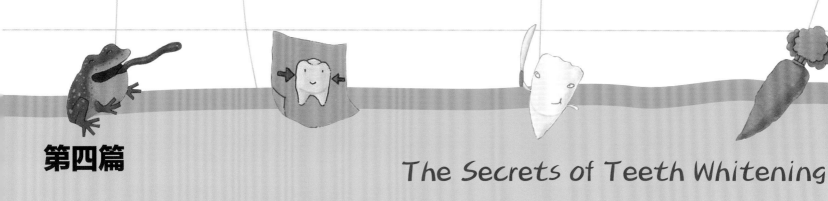

第四篇

The Secrets of Teeth Whitening

牙齿洁白的秘密：贝氏刷牙法

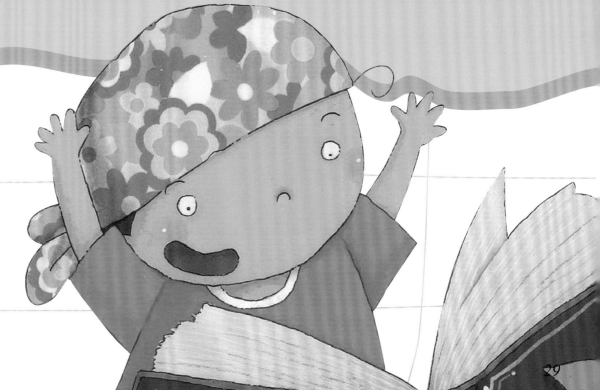

第一招：贝氏刷牙法

　　握牙刷的时候，拇指往前伸，依不同位置，维持"一级棒"的姿势，翻转牙刷。刷上排牙时，牙刷毛朝上；刷下排牙时，牙刷毛朝下。

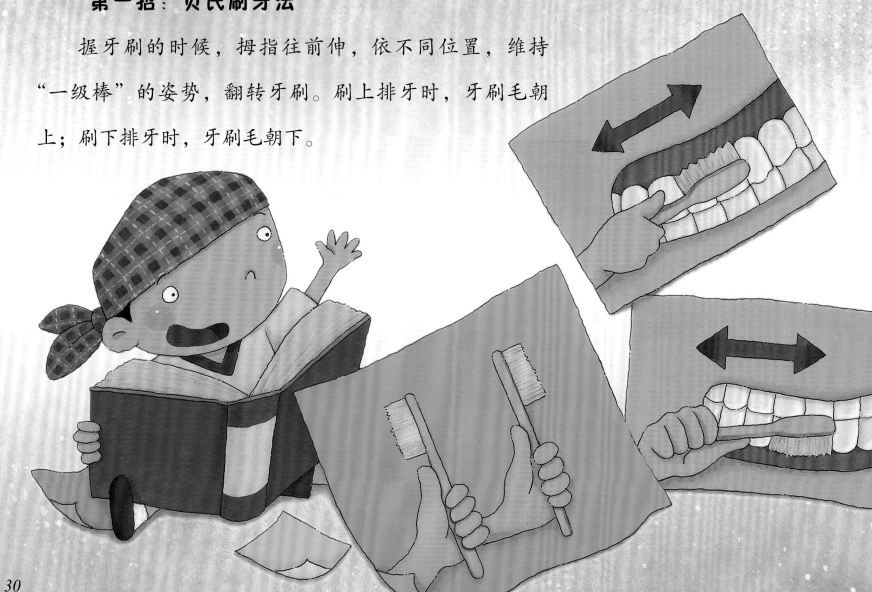

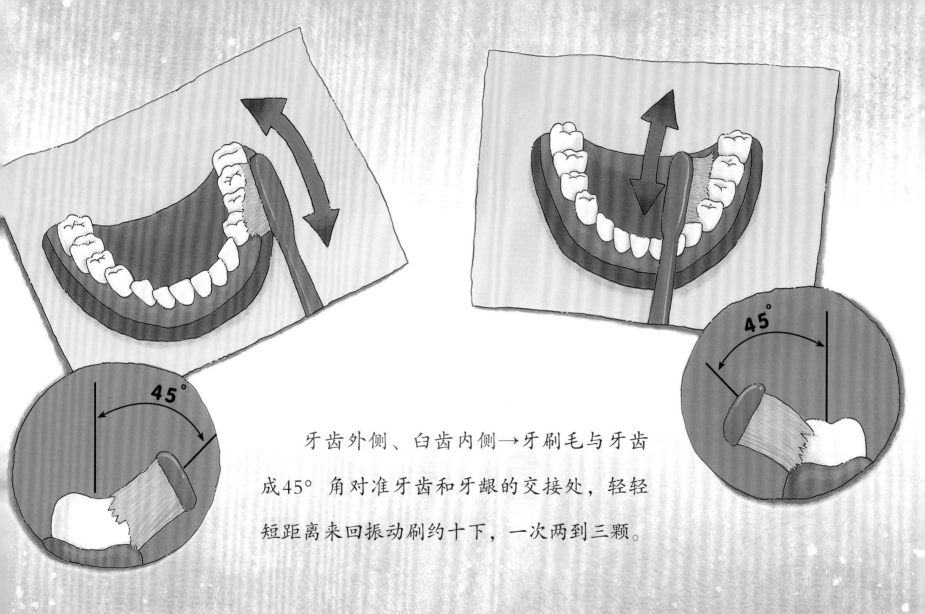

牙齿外侧、臼齿内侧→牙刷毛与牙齿成45°角对准牙齿和牙龈的交接处，轻轻短距离来回振动刷约十下，一次两到三颗。

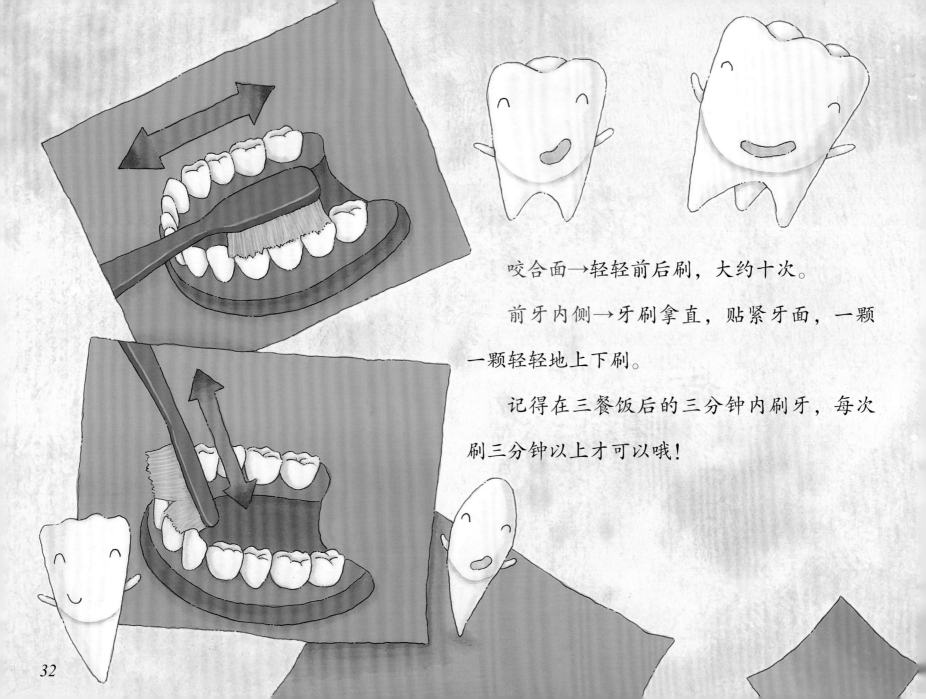

咬合面→轻轻前后刷，大约十次。

前牙内侧→牙刷拿直，贴紧牙面，一颗一颗轻轻地上下刷。

记得在三餐饭后的三分钟内刷牙，每次刷三分钟以上才可以哦！

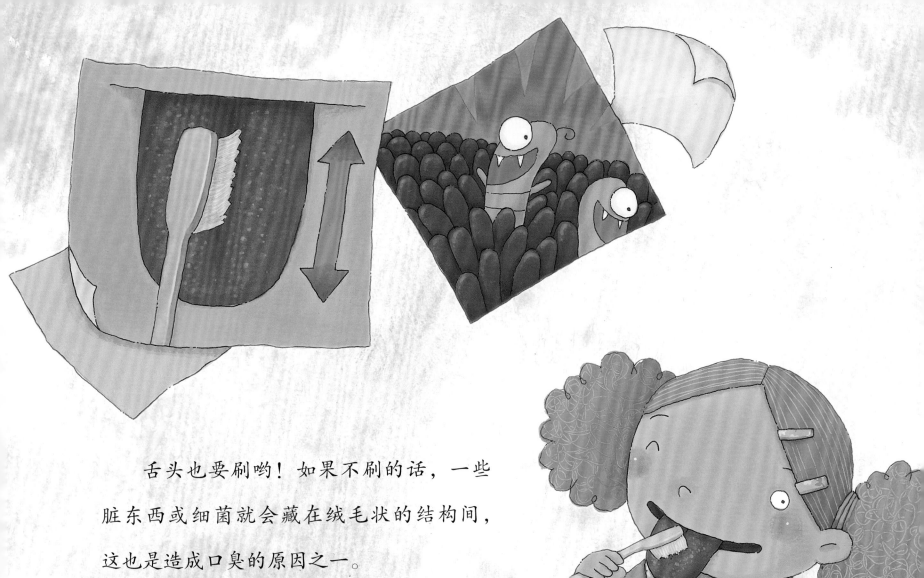

舌头也要刷哟！如果不刷的话，一些脏东西或细菌就会藏在绒毛状的结构间，这也是造成口臭的原因之一。

舌头不要伸出太多，不然会有呕吐感。牙刷拿直轻轻地前后刷，大约十次，就大功告成了。

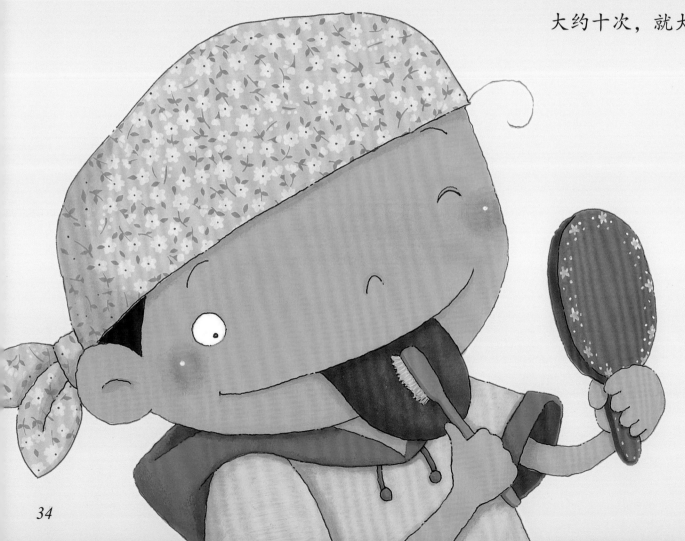

第二招：牙线的使用

九岁的小朋友要开始练习使用牙线，这样能让牙齿洁白又健康。练习时，要请妈妈在旁边指导才比较安全。

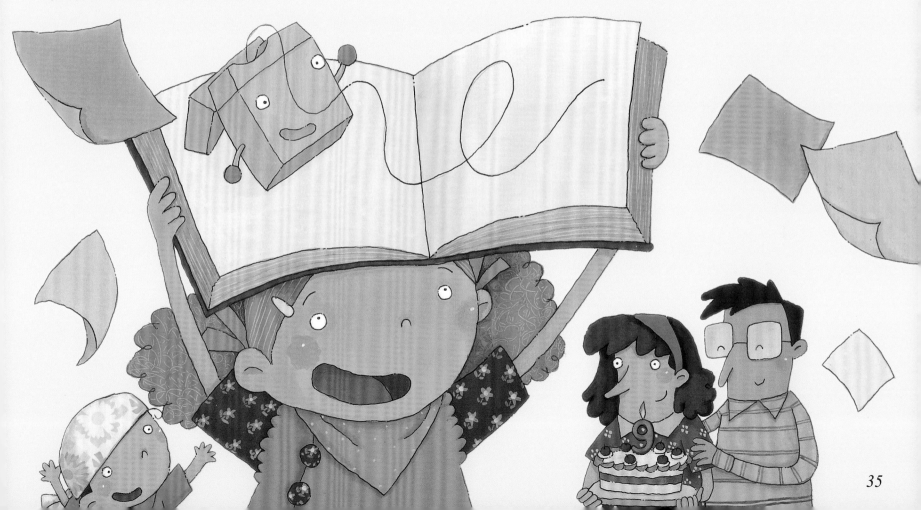

牙齿宝宝的左右边也要清洁，也就是邻接面。这里用牙刷是刷不到的，所以牙线是给牙齿邻接面洗澡最好的工具。

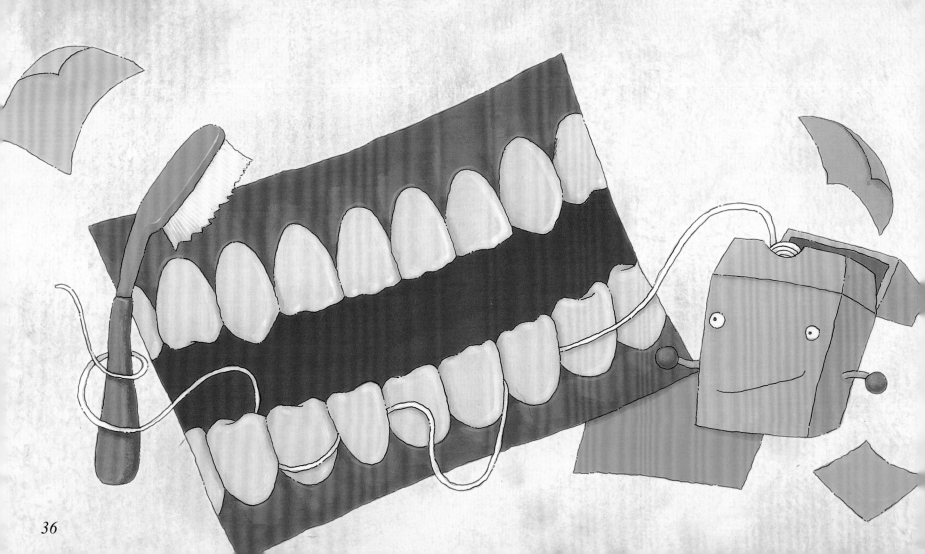

牙线要拉多长才够呢？约45厘米，大概是中指到手肘的距离。

接下来，先把中指伸出来，绕2~3圈的牙线在中指上做固定。

之后把拇指和食指伸出来，其余的三只手指头握在一起，好像两只手枪。

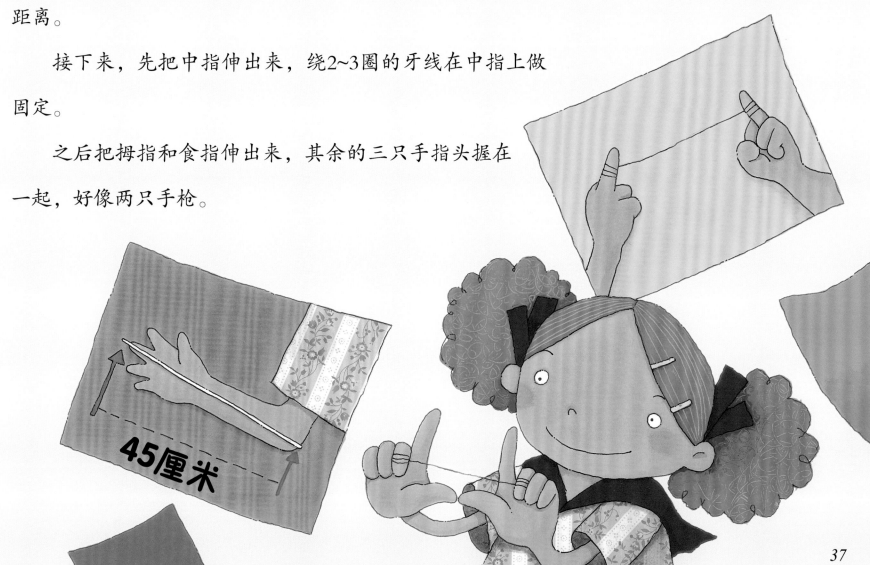

45厘米

牙线贴着牙齿侧面，轻轻下滑到小朋友觉得不能再下去为止。

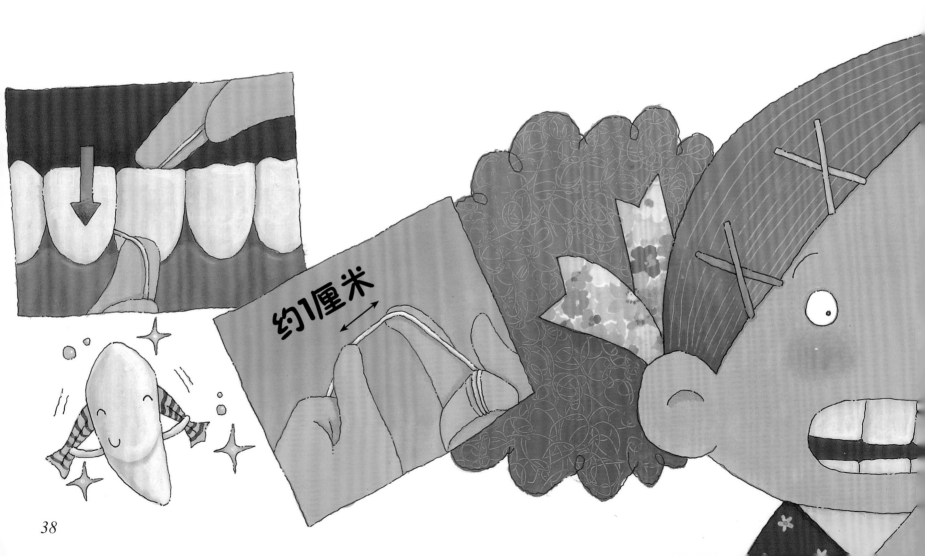

约1厘米

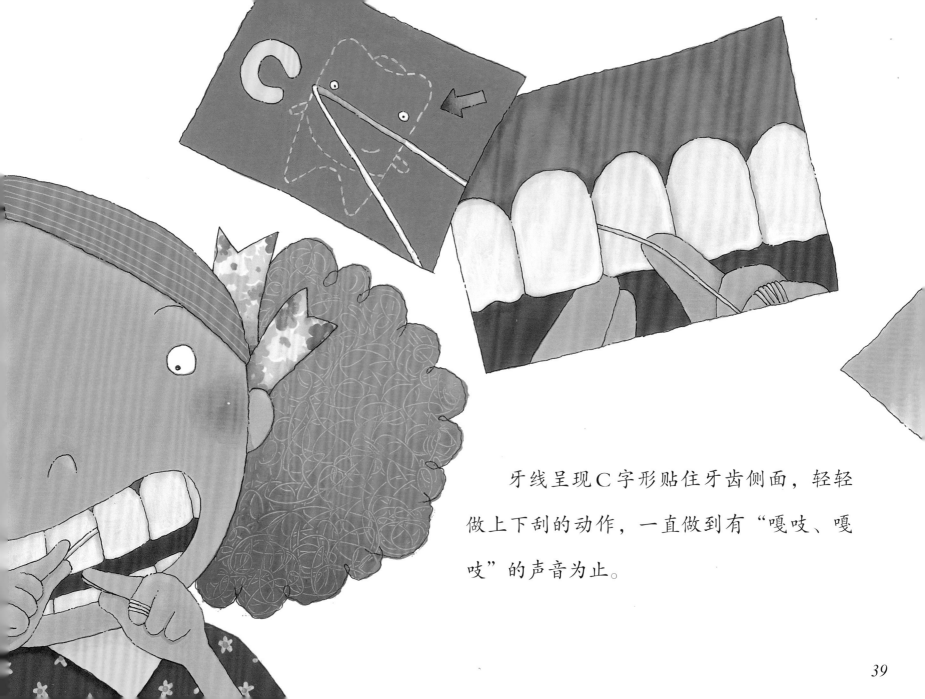

牙线呈现C字形贴住牙齿侧面，轻轻做上下刮的动作，一直做到有"嘎吱、嘎吱"的声音为止。

在同一个牙缝的另一面，也要做相同的动作。有耐心，慢慢地练习，把每个牙齿的邻接面都清干净，才是乖宝宝。

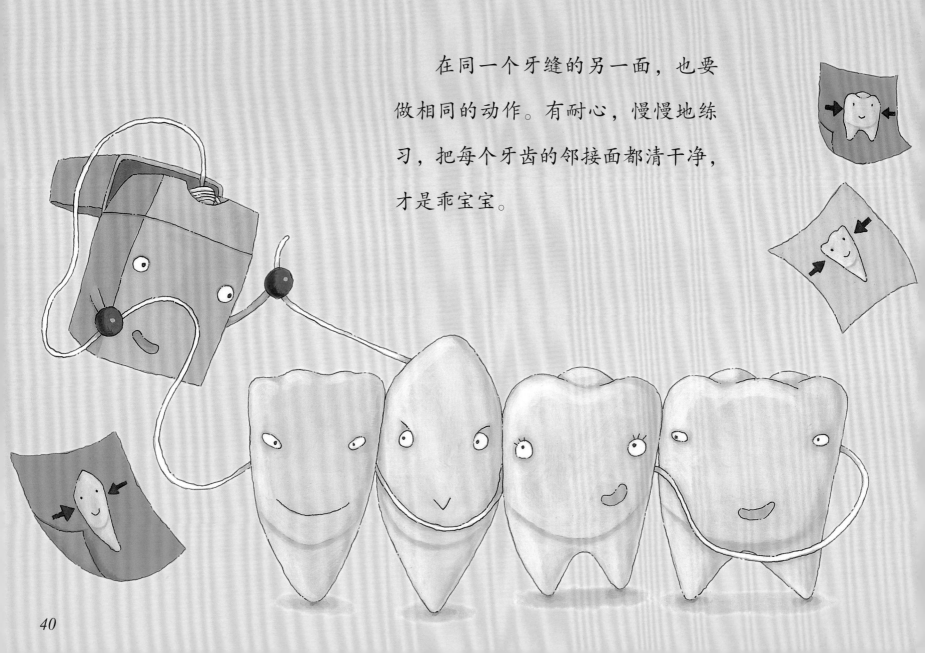

牙线用完一次就要丢掉，千万不可以洗一洗

再用哟！

小朋友只知道这两个招式是不够的，在三餐饭后和睡觉前正确地练习，才是让牙齿洁白最重要的方法。

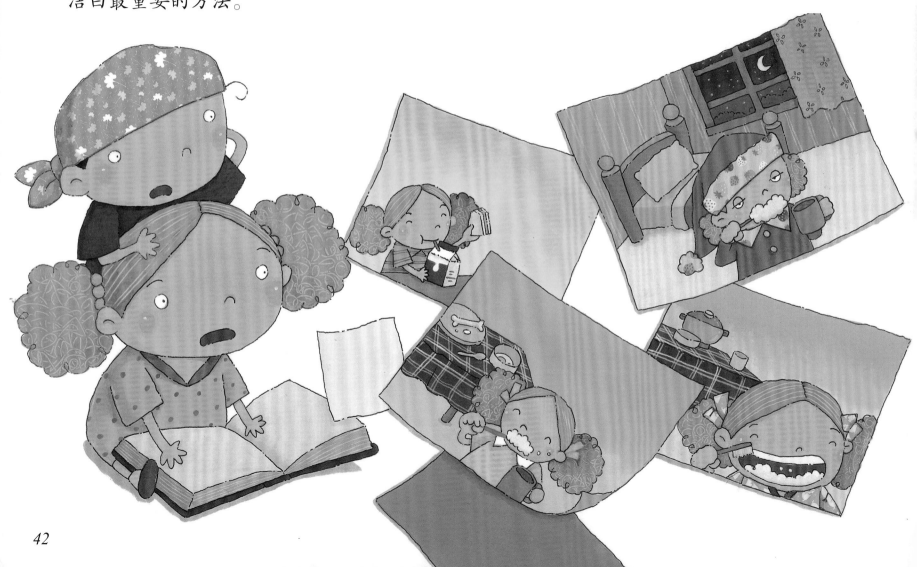

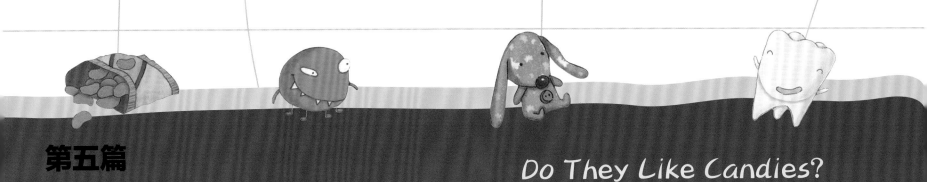

第五篇

Do They Like Candies?

牙齿宝宝爱吃糖果吗？

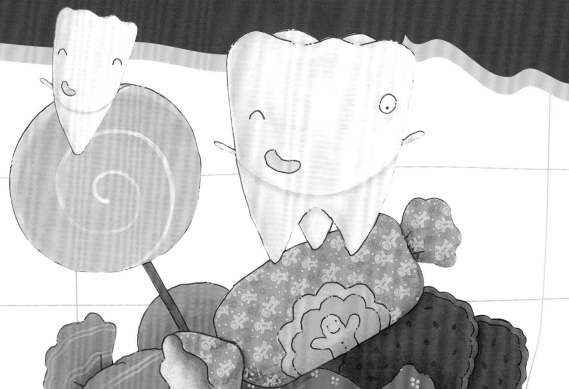

小朋友每天都会吃好多美味的东西，但不是每一种
食物牙齿宝宝都喜欢吃。

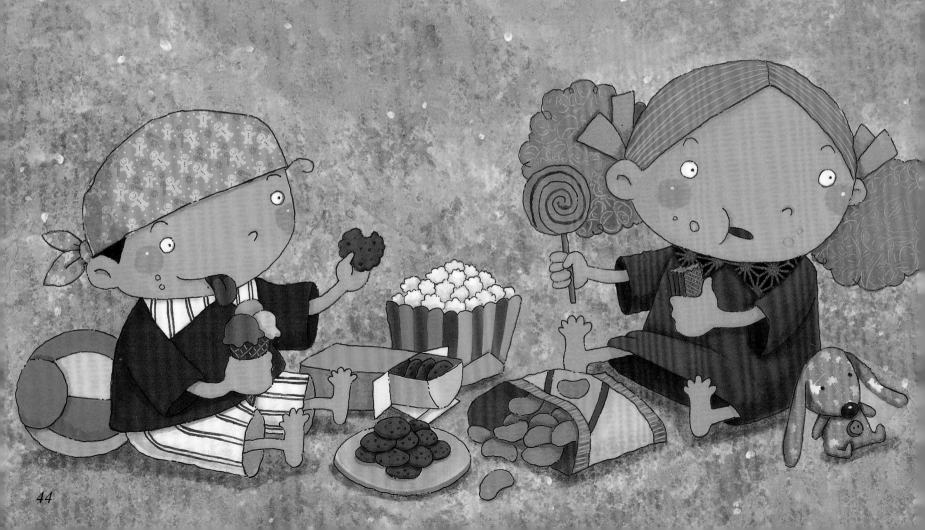

牙齿宝宝爱吃蔬菜、水果、牛奶和芝士，因为它们会让牙齿宝宝长得健康又漂亮。

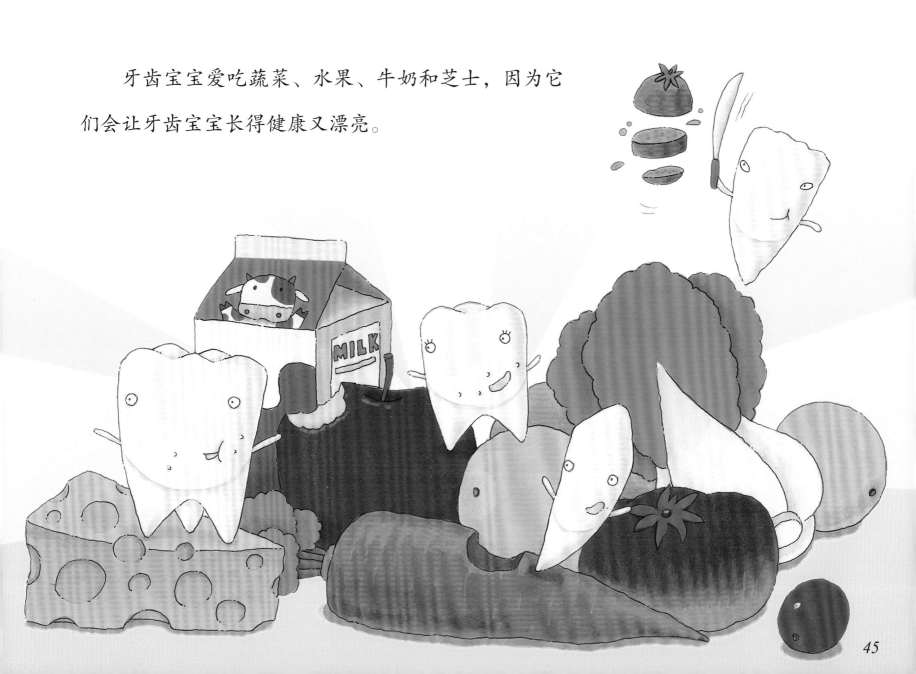

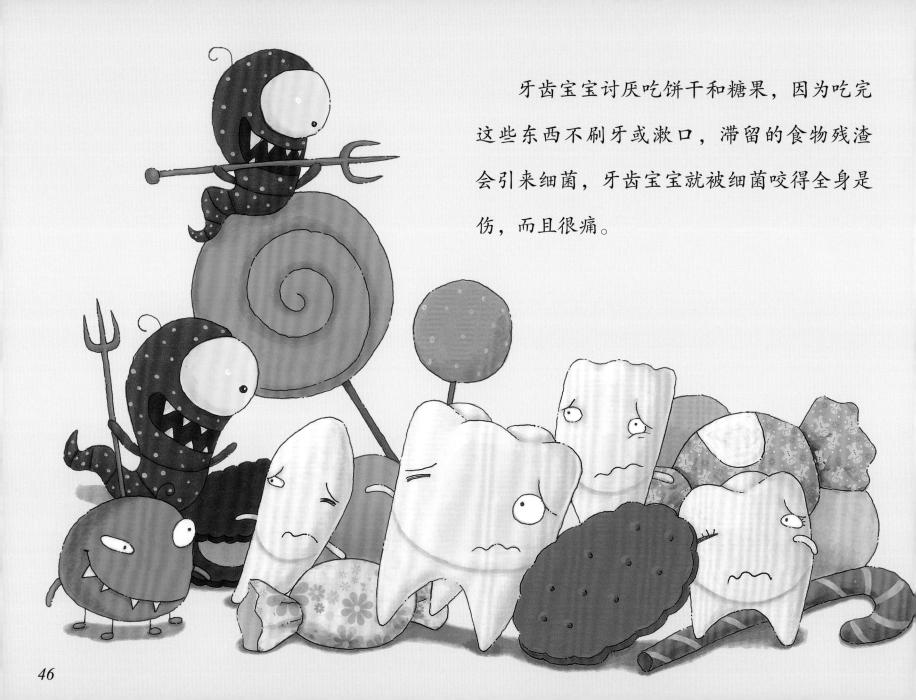

牙齿宝宝讨厌吃饼干和糖果，因为吃完这些东西不刷牙或漱口，滞留的食物残渣会引来细菌，牙齿宝宝就被细菌咬得全身是伤，而且很痛。

那么是不是不能吃饼干和糖果了？当然不是，只要吃完记得刷牙或漱口，把食物残渣清理干净，牙菌斑就没有机会跑出来咬牙齿宝宝啦！

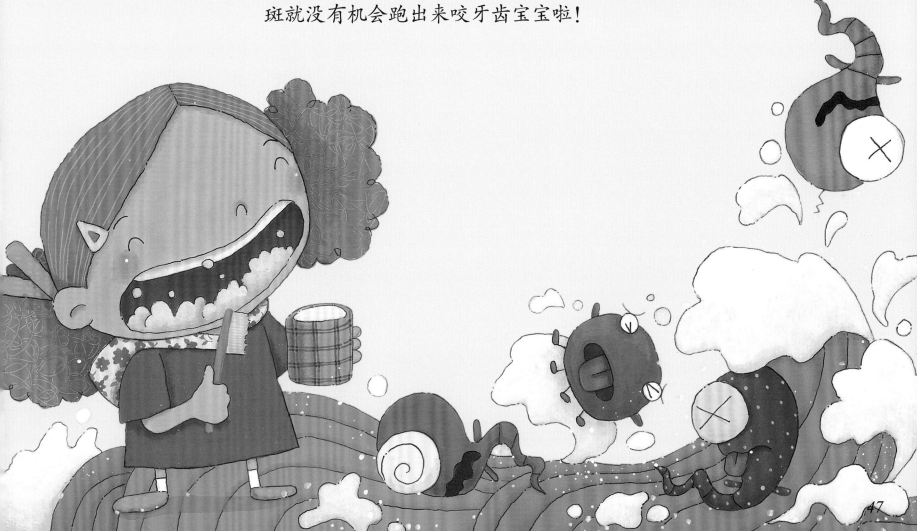

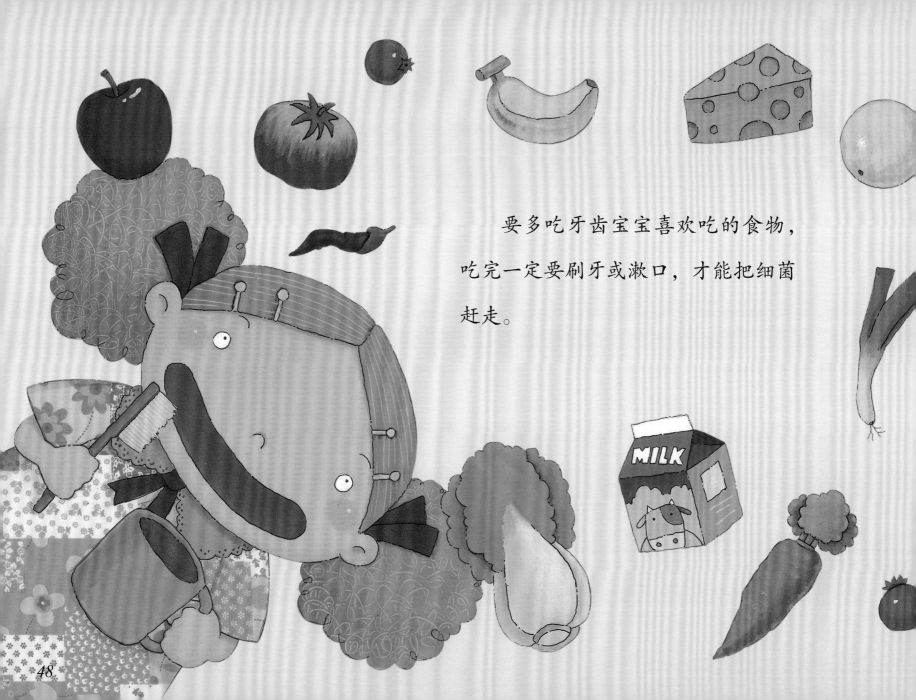

要多吃牙齿宝宝喜欢吃的食物，吃完一定要刷牙或漱口，才能把细菌赶走。

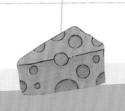
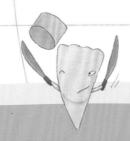
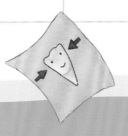
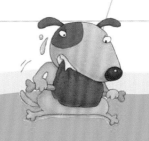

第六篇

Dentist's Words

牙医的话

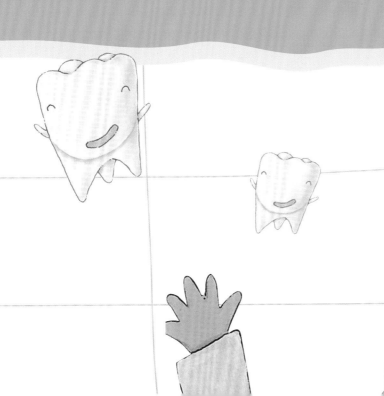
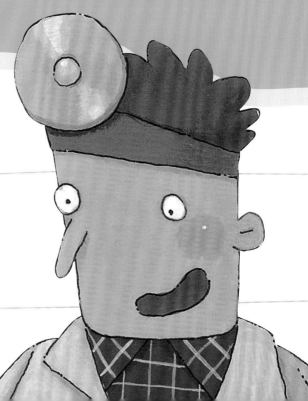

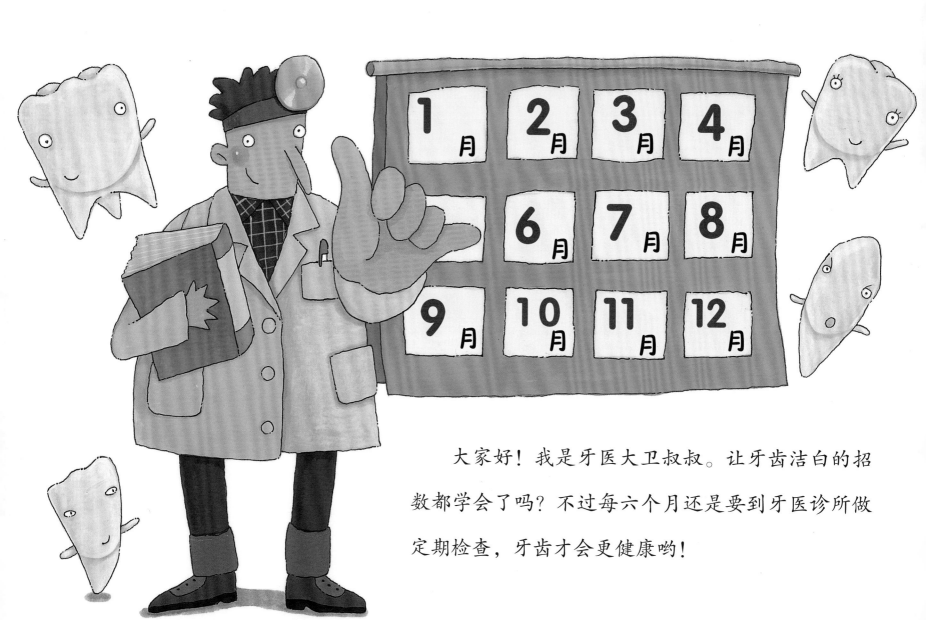

大家好！我是牙医大卫叔叔。让牙齿洁白的招数都学会了吗？不过每六个月还是要到牙医诊所做定期检查，牙齿才会更健康哟！

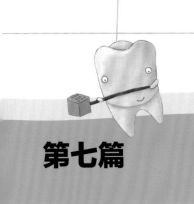
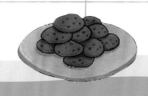
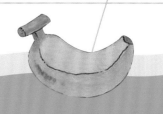

第七篇

What Does the Dentist Do?

牙医会在我的嘴巴里做什么？

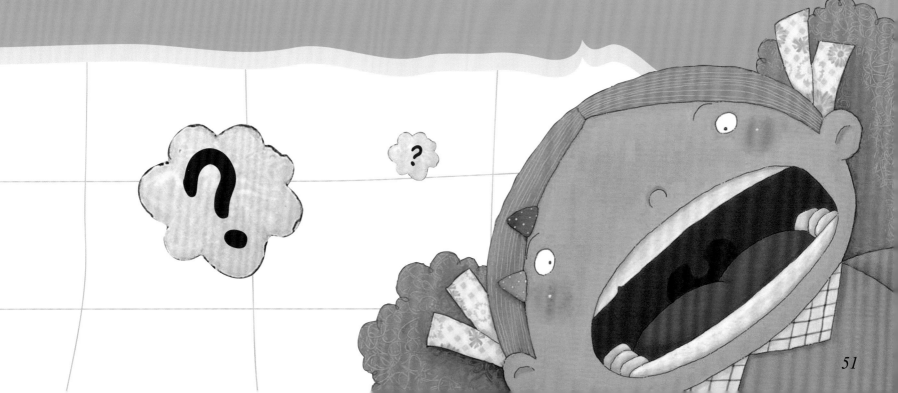

牙医会用棉花棒沾一些红色的神奇药膏涂在牙齿上，漱口之后，只要残留有红色的地方就是牙菌斑的家喔！也是平常刷牙没刷干净的地方。这时候，牙医会教小朋友如何正确刷牙。

每个牙医都有三种法宝——口镜、镊子、探针，用来检查有没有细菌躲在牙齿宝宝的身体里。

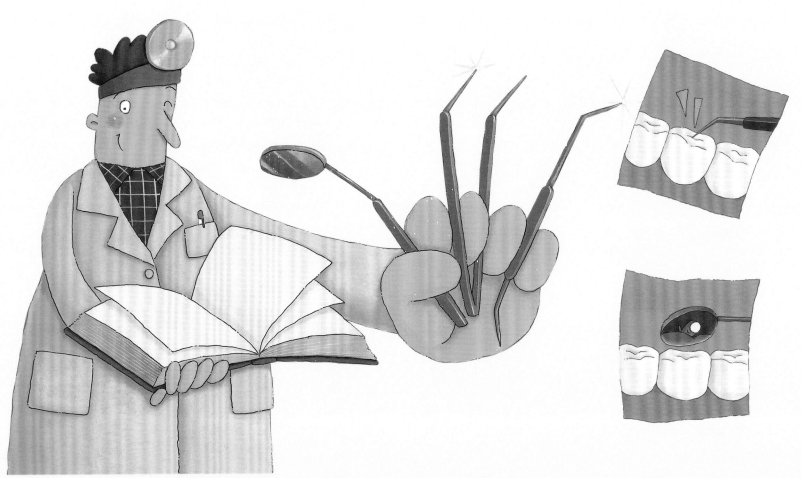

牙医会用细细、长长的洗牙机把藏在牙齿旁的牙结石清干净，小朋友的嘴巴才不会臭臭的。

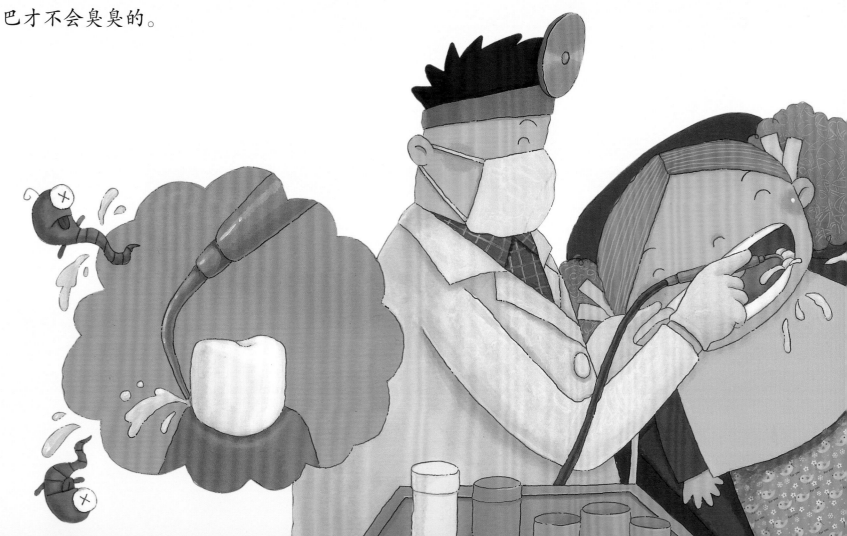

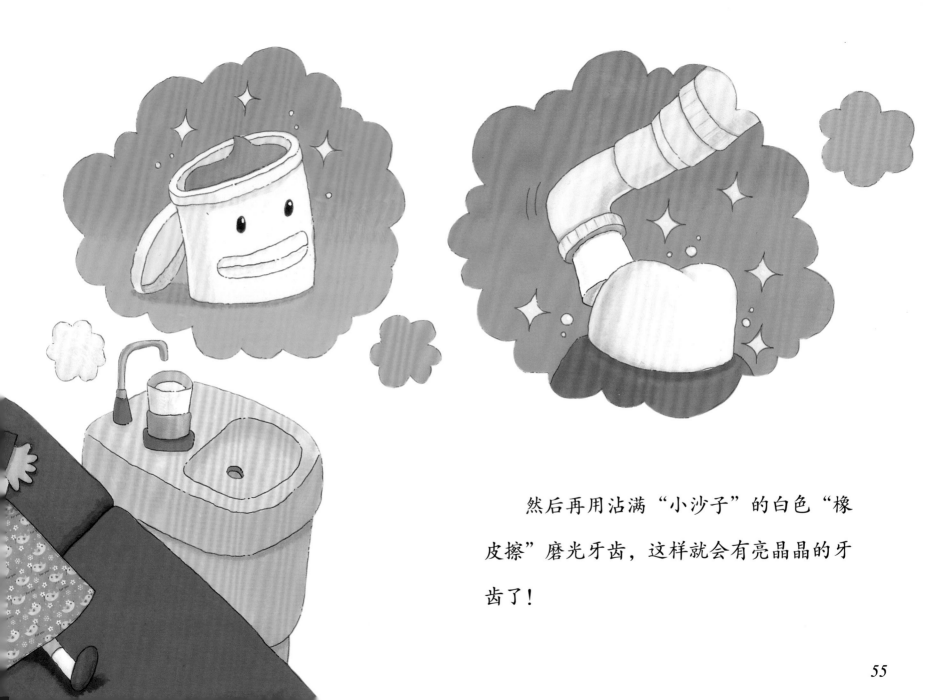

然后再用沾满"小沙子"的白色"橡皮擦"磨光牙齿，这样就会有亮晶晶的牙齿了！

有些小朋友白齿上有很深的纹路，容易积存食物的残渣，牙刷刷不到，牙医会用像牛奶一样的东西，把纹路盖起来。再用会发出蓝光的吹风机吹一下，把"牛奶"变硬，这样就不容易蛀牙了。

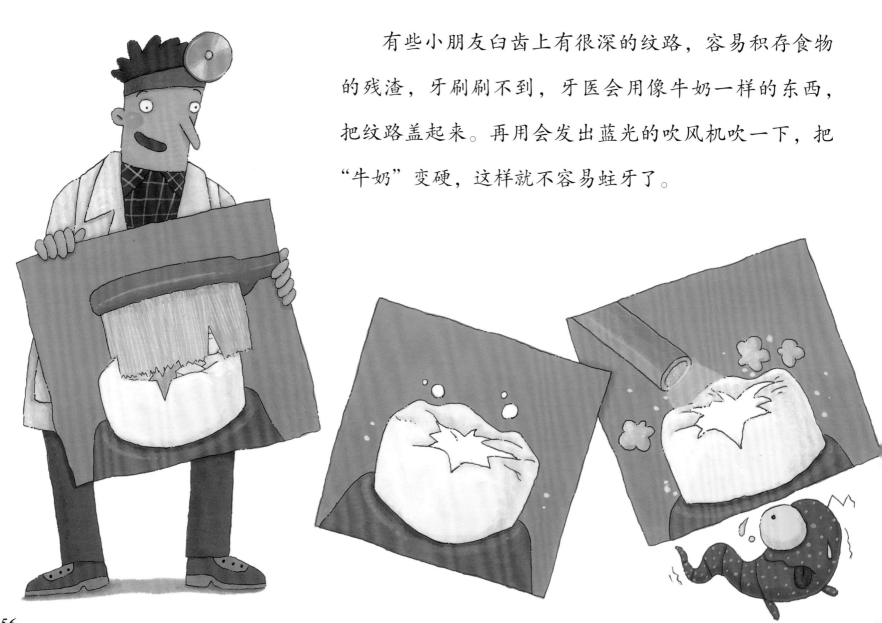

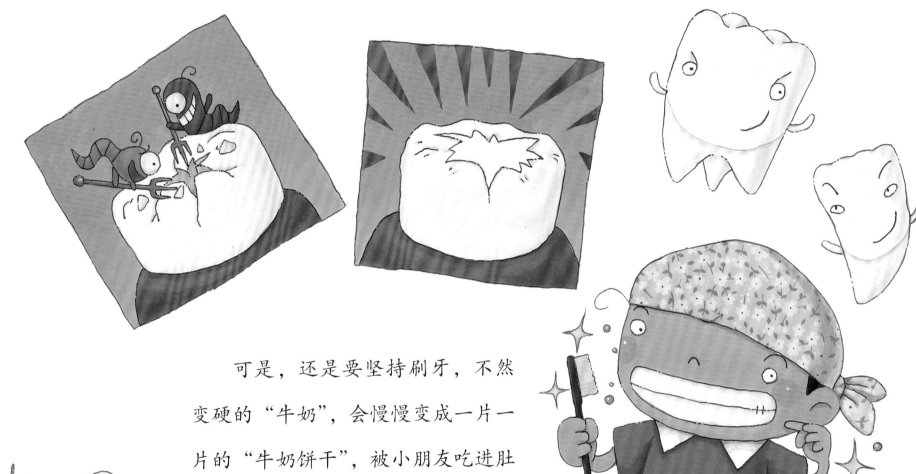

可是，还是要坚持刷牙，不然变硬的"牛奶"，会慢慢变成一片一片的"牛奶饼干"，被小朋友吃进肚子里，牙虫还会趁机从旁边钻进去，牙齿宝宝就会受伤了。

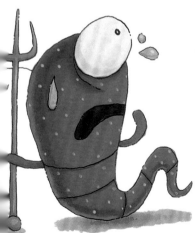

最后还会在牙上涂防蛀的氟。把氟放在像牙齿形状一样的塑料容器里，啊呜一口咬上去，把牙齿罩起来，只要四分钟，牙齿宝宝就会变得比以前更强壮！

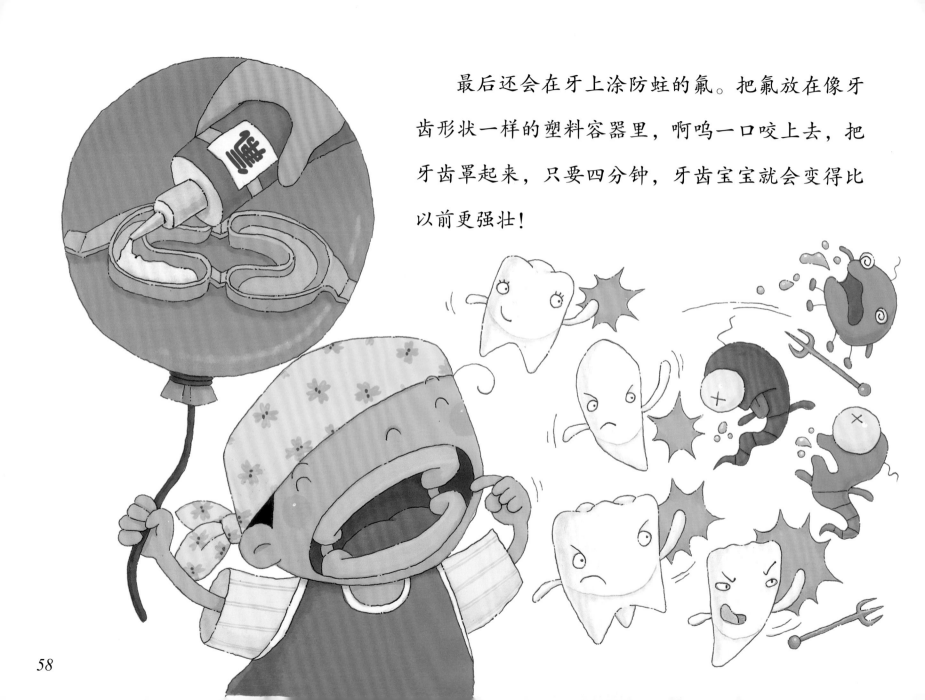

小朋友如果都很听话，每天刷三次牙，那以后牙齿宝宝就不会生病啦！

图书在版编目(CIP)数据

牙齿宝宝爱洗澡/Abc牙医集团，谢尚廷，吴妮蓉著 .—
北京：化学工业出版社，2017.12（2024.8重印）
ISBN 978-7-122-30935-8

Ⅰ.①牙…　Ⅱ.①A…　Ⅲ.①牙科学 - 儿童读物
Ⅳ.① R78-49

中国版本图书馆 CIP 数据核字（2017）第 272562 号

本书为风车图书出版有限公司授权（Abc牙医集团）的中文简体字版本

北京市版权局著作权合同登记号：01-2017-8304

责任编辑：李雅宁　　　　　责任校对：边　涛　　　装帧设计：刘丽华

出版发行：化学工业出版社(北京市东城区青年湖南街13号　邮政编码100011)
印　　装：河北尚唐印刷包装有限公司
787mm×1092mm　1/16　印张4　2024年8月北京第1版第9次印刷

购书咨询：010-64518888　　　　　售后服务：010-64518899
网　　址：http://www.cip.com.cn
凡购买本书，如有缺损质量问题，本社销售中心负责调换。

定　　价：49.80元　　　　　　　　　　　　　　　版权所有　违者必究